AF402622

RAPPORT

SUR LES

FOSSES MOBILES INODORES,

DE MM. DONAT ET COMP^ie.,

FAIT A LA SOCIÉTÉ DE LA FACULTÉ DE MÉDE-
CINE DE PARIS, DANS SA SÉANCE DU 6 MAI
1819,

PAR MESSIEURS

VAUQUELIN, Membre de l'Académie des Sciences et Profes-
seur de Chimie au Jardin du Roi;

HUSSON, Médecin de l'Hôtel-Dieu de Paris et du Collége
Louis-le-Grand;

LÉVEILLÉ, Médecin de la maison de Justice et Médecin
adjoint de la Maison Royale de Santé, faubourg Saint-Denis;

Et RENAULDIN, Médecin de l'hospice Beaujon.

PARIS.

1819.

RAPPORT

FOSSÉS MOBILES INODORES.

MM. Donat et compagnie, brévetés par ordonnance du Roi, en date du 8 juillet 1818, pour des procédés de construction de nouvelles fosses d'aisance, qu'ils appellent *mobiles-inodores*, ont, par une lettre en date du 6 février 1819, demandé à la Société de vouloir bien prendre connaissance de leurs procédés. La Société a accueilli leur demande, et a chargé MM. Vauquelin, Husson, Léveillé et moi, de lui faire un rapport sur ce sujet.

Le 14 mars dernier, vos Commissaires se se sont transportés dans les bureaux de l'entreprise générale de MM. Donat et comp.ᵉ, rue des Fossés du Temple, n.º 77. Là, on nous a présenté un appareil de petit modèle, et l'on nous a fait la démonstration des différentes pièces qui le composent et du jeu qu'elles exercent les unes sur les autres.

Deux tonnes de bois de chêne, cerclées en fer, forment cet appareil. L'une est couchée sur le sol, l'autre est debout au-dessus de la première. La supérieure est destinée à conserver les matières solides, l'inférieure à recevoir les fluides. Le problème à résoudre consistait à obtenir la séparation exacte et facile des deux espèces de matières pour prévenir une fermentation toujours dangereuse. C'est par le moyen de filtres placés dans la tonne supérieure que les auteurs de l'invention sont parvenus à cet important résultat.

Cette tonne supérieure reçoit immédiatement les matières solides et liquides à leur descente des tuyaux ordinaires de conduite. Mais, pour qu'elle puisse garder les premières, et transmettre les secondes au tonneau inférieur, elle renferme trois filtres qui sont placés verticalement d'un fond à l'autre, et qui sont ouverts seulement par le bas. Ces filtres sont des tuyaux de plomb, percés dans toute leur étendue d'une iufinité de petits trous, qui ne laissant passer que les matières liquides, servent à leur transmission dans la tonne inférieure, tandis que les solides seuls restent dans la supérieure.

La dernière pièce de l'appareil est une espèce d'entonnoir placé entre les deux tonnes, et destiné à la réception des eaux séparées par les filtres. La partie évasée de cet entonnoir intermédiaire s'applique à la tonne supérieure, et l'extrémité de son tube se prolonge jusqu'au fond de la tonne inférieure. Comme cet entonnoir ne paraissait pas fermer toute issue au dégagement des gaz, M. Bourla fils, architecte de la Compagnie Donat, lui en a substitué un autre qu'il a appelé *entonnoir à vanne.*

Telle est la description abrégée de l'appareil des fosses mobiles-inodores. Après en avoir soigneusement examiné les pièces et observé le mécanisme, nous nous sommes transportés à la caserne du faubourg St.-Martin, où l'on a fait voir en grand l'application de ce nouveau moyen de salubrité. Cette caserne, occupée par la gendarmerie et renfermant près de quatre cents personnes, avait une fosse qui répandait continuellement une odeur infecte. Les habitans des maisons voisines s'en plaignaient fréquemment, et les gendarmes qui occupaient le corps de bâtiment le plus rapproché de cette fosse, étaient, d'après l'observation de leurs officiers, plus souvent malades que les autres. Depuis l'établissement de quatre grands appareils de la nouvelle invention, cette partie de la caserne est devenue aussi salubre que le reste ; et quoique le local qui contient les tonnes dégage encore un peu d'odeur, il nous a paru qu'elle provenait, soit du voisinage d'une meule de fumier et de baquets destinés à recevoir les urines , soit d'une tonne qui, par négligence, était restée vide et ouverte à côté des appareils en activité, soit plutôt de l'insalubrité du local même, c'est-à-dire de l'ancienne fosse, de tout temps trèsmauvaise , et que l'on s'est contenté de combler de terre.

Maintenant , Messieurs, pour apprécier convenablement le nouveau mode de vidange , il suffit de le comparer avec l'ancien.

Tout le monde connaît la composition des fosses ordinaires et la manière de les vider. On sait quels gaz délétères s'en échappent constamment lorsqu'on les nettoie ; on sait à quels accidens sont exposés les malheureux ouvriers qui respirent ces émanations méphytiques. Tantôt, en effet, ils sont victimes de détonations subites, d'asphyxie foudroyante par le *plomb* ; tantôt c'est la *mitte* qui porte ses ravages sur les yeux , les pique , les enflamme , et parfois les prive de la faculté de voir. Et quand même la vie de ces hommes ne serait pas fréquemment compromise , on ne peut disconvenir qu'elle est communément abrégée par un genre de travail toujours plein de dégoût et de fatigues , toujours entrepris pendant les heures qui devraient être consacrées au sommeil , et toujours soutenu à l'aide de liqueurs spiritueuses dont l'abus réitéré vient encore ajouter aux dangers de l'asphyxie. Enfin, l'expérience a appris que les meilleures fosses , c'est-à-dire , celles qui n'engendrent pas ordinairement de méphytisme, deviennent souvent mauvaises durant les grandes chaleurs , qui favorisent en effet la fermentation des matières.

A différentes époques , on avait tenté de prévenir les accidens meurtriers qui accompagnent les vidanges. Les divers moyens mis en usage, tels que l'établissement des courans à l'aide du feu ou des soufflets, l'évaporation du vinaigre, les couches de litière , la chaux en poudre ou en dissolution , le masque pour les travailleurs , et autres expédiens dont on peut voir les détails et l'appréciation dans les *Recherches sur le mé-phytisme des fosses d'aisance* , par M. Hallé , ne peuvent guères être considérés que comme des palliatifs insuffisans qui n'attaquent nullement le mal dans sa source. On peut en dire autant du gaz acide muriatique oxygéné (chlore), dont le dégagement a été proposé , il y a quatorze ou quinze ans , par MM. Dupuytren et Thénard , pour décomposer le gaz hydrogène sulfuré (gaz acide hydro-sulfurique) , et neutraliser les effets de cet agent meurtrier , qui paraît être la véritable cause du plomb.

L'invention des fosses mobiles de MM. Donat réunit au contraire toutes les espèces de sûretés. Lorsqu'il s'agit de transporter les tonnes au dépôt des gadoues , l'appareil se démonte en quelques minutes et avec la plus grande facilité. Les tonnes restant hermétiquement fermées ne peuvent dégager aucun effluve délétère , et on les charge sur cette espèce de voiture que l'on nomme *haquet*. Dès-lors les ouvriers ne font qu'un travail ordinaire , qui ne les expose à aucun danger et n'exige aucune précaution. Au lieu de respirer pendant la nuit une atmosphère empestée , ils s'occupent en plein jour et au milieu d'un air exempt de tout méphytisme. Délivrés du travail ingrat des vidanges commu-

nes , ils n'ont pas la triste perspective d'infir=
mités précoces ou d'une mort prématurée. Les
habitans des maisons pourvues du nouvel appareil , ceux du voisinage , et même des rues
entières ne seront plus troublés la nuit par une
odeur infecte et le bruit indispensable des travailleurs. L'un de nous , médecin de l'hôpital
Beaujon , où le nouveau système est établi , a
déja été huit ou dix fois témoin du déplacement
des tonnes , et n'a ressenti absolument aucune
exhalaison méphytique ; il est descendu dans
la fosse , et il l'en a trouvé complètement ex-
empte ; le travail s'exécute en plein midi , et
il est impossible de se douter à quoi s'occupent
les ouvriers. Ceux-ci font véritablement le service de tonnelier , plutôt que celui de vidan-
geur.

Peu de temps avant la découverte de cet appareil , un autre inventeur avait eu l'idée d'em-
ployer une pompe pour l'extraction des matières,
et de faire évaporer les gaz méphytiques à l'aide
de tuyaux , qui du sol se prolongeaient jusques
au-desssus du toît des maisons. Mais celui de
vos Commissaires qui est chargé du service mé-
dical de l'hôpital Beaujon , a observé que l'es-
sai de ce moyen , tenté dans cet établissement ,
n'a pas été suivi du succès qu'en attendait l'inventeur. En effet, la maison a été presqu'autant
infectée que par l'ancien procédé ; et d'ailleurs
les ouvriers ne sont nullement à l'abri du mé-
phytisme , puisqu'ils travaillent sur des fosses

ordinaires. De semblables essais , réitérés chez des particuliers , n'ont pas eu un résultat plus favorable : c'est ce qui nous dispense d'entrer dans d'autres détails sur ce sujet.

Le nouvel appareil de MM. Donat est donc supérieur à tout ce qui a été pratiqué jusqu'à présent. Son placement n'exige pas l'établissement des fosses d'aisance ordinaires. Sa mobilité le rend susceptible de le placer également sous des remises , des hangars , des escaliers , dans des écuries , des caves , et en général , dans tous les endroits où vient aboutir la chute des poteries des lieux d'aisance. Seulement , il faut avoir la précaution de changer les poteries trop anciennes , parce que à la longue elles altèrent les parois des murs qui leur donnent passage , et que delà peut résulter un dégagement d'odeur par la partie supérieure des tuyaux de conduite.

Indépendamment des avantages que présente cette nouvelle invention sous le rapport de la salubrité , il en existe encore d'autres qu'il n'est pas hors de propos de signaler. Ainsi , par exemple , les maisons pourvues de fosses mobiles inodores seront désormais exemptes d'infiltrations plus ou moins incommodes ou dangereuses pour les caves , les puits du voisinage et même les fondations ; d'où il résulte que les propriétaires se trouveront complètcment à l'abri de réparations toujours dispendieuses. Un autre avantage , c'est que les objets qui par mégarde seraient tombés dans ces fosses, ou qui y auraient été jetés dans des vues criminelles, comme déjà on en a eu un triste exemple, seront retrouvés facilement et sans frais, car on est libre de faire exécuter la vidange quand on le veut, et dans tous les cas celle-ci doit avoir lieu au bout de deux ou trois mois,

Enfin ce moyen, qui est praticable par-tout. a déjà en sa faveur la sanction de l'expérience; car il a été mis en œuvre avec succès sous les yeux des autorités administratives dans plusieurs établissemens publics, tels que casernes, hôpitaux, prisons ; et , comme il réunit la salubrité à l'économie , il serait à desirer que les soixante mille cloaques infects qui , sous le nom de fosses d'aisance , empestent la capitale, fussent remplacés par un égal nombre d'appareils de nouvelle invention.

La Société de la Faculté de Paris n'est pas la première à laquelle MM. Donat se soient adressés pour obtenir un rapport sur leur système de vidange. Déjà ces messieurs avaient consulté la Société Royale d'Agriculture de Paris, la Société de Médecine de Marseille, la Société d'Encouragement pour l'industrie nationale et la Société d'Emulation de Rouen, et ils ont obtenu de chacune l'assentiment le plus honorable. Si l'opinion de vos Commissaires se trouve conforme à celle des Sociétés que nous venons de nommer, ce n'est pas qu'ils soient entraînés par l'exemple ; ils ne font que céder à leur propre conviction.

Après vous avoir exposé , Messieurs , les avantages attachés au nouveau procédé de MM. Donat , et la supériorité incontestable de leur appareil sur l'ancien systême de vidange , principalement sous le rapport de la salubrité publique et particulière, vos Commissaires ont l'honneur de vous proposer :

1°. De donner votre approbation au nouvel appareil des fosses mobiles-inodores, comme réunissant toutes les conditions dont était susceptible un sujet qui tient de si près à l'hygiène publique;

2°. De remettre à MM. Donat une expédition du présent rapport , comme un moyen de propager leur salutaire invention.

Au nom d'une Commission , M. *Renauldin* a lu le précédent rapport sur l'établissement des Fosses Mobiles Inodores de MM. *Donat* et compagnie. Ce rapport et ses conclusions sont adoptés, et la Société arrête qu'il sera inséré dans son Bulletin.

C. DUMÉRIL , *Secrétaire.*

FIN.

Imprimerie de **MIGNERET** , rue du Dragon , F. S. G., N.° 20.

9 782013 702669